LES

MALADIES DES YEUX

ET

LEUR TRAITEMENT SANS OPÉRATION

PAR

LA MÉTHODE CATAPHORIQUE

PAR

Le Docteur MORISOT

MÉDECIN OCULISTE

PARIS

A. MALOINE, ÉDITEUR

25-27, RUE DE L'ÉCOLE-DE-MÉDECINE, 25-27

—

1912

LES
MALADIES DES YEUX

ET

LEUR TRAITEMENT SANS OPÉRATION

PAR

LA MÉTHODE CATAPHORIQUE

PAR

Le Docteur MORISOT

MÉDECIN OCULISTE

PARIS

A. MALOINE, ÉDITEUR

25-27, RUE DE L'ÉCOLE-DE-MÉDECINE, 25-27

1912

LES
MALADIES DES YEUX

ET
LEUR TRAITEMENT SANS OPÉRATION
PAR
LA MÉTHODE CATAPHORIQUE

Historique

La vue est le premier de nos sens, celui que les poètes ont
le plus chanté et celui qui a le plus prêté aux allégories sym-
boliques. Tandis que les anatomistes s'ingéniaient à décrire
l'appareil de la vision, que les physiologistes établissaient le
rôle du nerf optique et de la rétine, que les philosophes dis-
sertaient en longues hypothèses sur le mécanisme psychique
de la sensation et de la perception visuelles, poètes et artis-
tes délaissant les sentiers arides de la science traduisaient le
plus clairement possible le rôle de la vue et son adaptation
aux rapports de l'homme avec le monde extérieur, la légende
de l'astronome nous le dit si bien :

> « Il n'est rien de pareil sur la terre ou sur l'onde
> « Aux charmes que la vue a dans ses facultés,
> « Puisque c'est par les yeux qu'on voit tant de beautés
> « Et que l'astre du jour est l'œil de tout le monde. »

De toute antiquité l'art de guérir les maladies des yeux
a eu sa place à part dans la médecine. Cinq siècles avant

notre ère c'étaient les Prêtres égyptiens qui traitaient les affections oculaires dont l'art était considéré chez eux comme un véritable sacerdoce. Woolhouse dans ses *Commentaires* prétend que Tobie, par son voyage en Égypte, n'avait d'autre but que d'apprendre les maladies des yeux et le moyen de guérir son père. Quatre cents ans avant Jésus-Christ, Hippocrate parlait déjà des taies de la cornée et l'oculistique prit une grande importance. A Sparte, sous Lycurgue, un autel était voué à la Minerve ophtalmique. Quelques années après Hippocrate, l'École d'Alexandrie s'illustrait par ses études anatomiques. Il faut arriver à la Rome des Empereurs, avec Celse et surtout Galien, pour voir se préciser les notions fondamentales d'anatomie oculaire venues d'Alexandrie (Époque de Marc-Aurèle, 150 ans av. J.-C.)

Du IIe au XIe siècle de notre ère l'oculistique perdit son caractère scientifique ; il faut arriver à la Renaissance du XVIe siècle pour assister au réveil de l'ophtalmologie comme de toutes les sciences. Mariotte découvre la tache aveugle de la rétine et Ambroise Paré invente le premier instrument pour tenir l'œil ouvert (blépharostat).

A la fin du XVIIe siècle le fameux chevalier Taylor parcourait le monde suivi de sa réputation d'habile opérateur.

Le XVIIIe siècle fut illustré par le Français Daviel qui donna sa méthode d'extraction de la cataracte.

Le XIXe siècle avec Richter en Allemagne organise l'enseignement de l'ophtalmologie, tandis que la première chaire d'ophtalmologie est créée en 1773 à Vienne par Marie-Thérèse. Toujours en Allemagne, les noms de De Graefe et de Jean Müller faisaient faire d'immenses progrès à l'oculistique. En France, nos grands maîtres étaient Sichel et Desmarres.

Enfin, en 1851, Helmoltz inventa l'ophtalmoscope qui permit de voir le fond de l'œil, instrument modifié encore tous les jours.

La théorie optique de la vision paraît bien acquise aujourd'hui et les données bactériologiques marchant de pair avec les découvertes de l'antisepsie ont permis d'augmenter le champ du traitement chirurgical des affections de la vue. Malheureusement le traitement médical des maladies des yeux devait attendre ces dernières années pour bénéficier des découvertes de la physique et de la chimie. Ce traitement, très apprécié des malades, ne réclame d'eux que de la sagacité et de la persévérance pour obtenir un résultat sans les risques d'une opération toujours aléatoire. Ce sont les avantages dus à la méthode physique que j'exposerai dans les lignes suivantes. Sans égarer le lecteur dans des considérations théoriques développées dans tous les ouvrages classiques, je crois indispensable de rappeler quelques points de physiologie oculaire.

Constitution de l'œil

L'œil, par le but auquel il est destiné, possède une constitution qui diffère notablement de celle de bien des organes du corps humain. Appareil essentiellement parfait, nous trouvons en lui une application des données physico-chimiques poussée à un degré que les méthodes d'analyse toujours plus nouvelles permettent d'apprécier dans leurs moindres détails. Ce qui frappe tout d'abord dans l'anatomie de l'œil c'est l'abondance de matière liquide, nécessité prévue d'ailleurs dans toute la série animale. Cette constitution liquide est nécessitée :

1° Par les phénomènes de nutrition active dont l'œil est l'objet ;

2° Pour satisfaire aux lois de l'optique. L'eau, partout répandue dans le corps, forme la base de toutes les humeurs et fait partie constituante de tous les tissus. Le corps humain contient environ 75 °/₀ d'eau et 25 °/₀ de substances solides. De plus, l'eau étant sensiblement incompressible, elle maintient le volume et la situation des parties et résiste avec énergie aux diverses causes de compression. La tension intraoculaire normale équivaut à 25 millimètres de mercure. On voit par là comment il se fait que l'œil, tout en étant une masse liquide, a un coefficient de résistance considérable. La vie animale, comme la vie végétale, n'est possible qu'à la condition que les tissus soient continuellement pénétrés de parties liquides. Tout ce qui est solide et sec est inerte ou privé de vie. L'œil, étant un organe très imprégné d'eau, la vie de ses tissus y est plus active que dans toute autre partie du corps.

Physiologie expérimentale

La constitution transparente de l'organe de la vision est la condition indispensable pour que les images se produisent avec la fidélité de l'appareil photographique le plus perfectionné. Je n'insisterai pas sur le rôle de la chambre noire, pas plus que sur la description de l'appareil optique de l'œil, tous les traités de physiologie en donnent les détails. Nous savons cependant que l'une des conséquences de la construction optique de l'œil, c'est que les images des objets se forment renversées sur la rétine. Ce phénomène a reçu beaucoup d'explications de la part des physiologistes et des philosophes. On croit pouvoir dire aujourd'hui que les objets sont pourtant vus droits parce que nous voyons chacun de leurs points suivant la projection des rayons lumineux qui impressionnent la rétine. D'autre part, pour que la rétine puisse saisir l'image d'un objet, l'impression de ce dernier doit durer au moins un tiers de seconde. Pour se rendre compte de l'évidence de ce fait, on peut s'en rapporter à ce qui se passe lorsque nous imprimons à un corps incandescent un mouvement rapide de rotation, il semble que nous avons devant les yeux une circonférence continue précisément parce que la succession de chaque point lumineux sur la rétine se fait en moins de un tiers de seconde. Les jouets d'enfants (phantascopes) représentant les images d'un chien à divers points du saut donnent l'illusion du saut complet du chien, par application du même principe.

L'œil a donc pour fonction de percevoir les images pour les transmettre au cerveau. D'autre part, des recherches toutes récentes du professeur Joubin du Muséum il résulterait que pour certains mollusques céphalopodes vivant dans la mer, la moitié de l'organe de l'animal se trouverait transformé en organe producteur de lumière et la seconde moitié de l'œil exercerait sa véritable fonction.

Quoique l'œil soit l'intermédiaire indispensable pour transmettre au cerveau les particularités de forme du monde extérieur, nous sommes étonnés de la facilité avec laquelle les aveugles marchent dans la rue en conservant une certaine perception des obstacles. Certains savants prétendent qu'il se produit chez les malheureux en question une sensation thermique; mais Truchsel vient, au moyen d'expériences très bien conduites à l'Institution des jeunes aveugles de Paris, de montrer que le sens de la direction des aveugles réside dans l'oreille et ici, nous en arrivons à constater les prédispositions musicales chez les aveugles, affinement de sens connu depuis la plus haute antiquité.

Avant d'aller plus loin dans l'exposition des faits, il est bon de classer les maladies des yeux en deux catégories :

1° Amétropies (presbytie, myopie, astigmatisme) ;

2° Affections inflammatoires dues, soit à une cause locale, ou sous la dépendance d'un état général.

Hypermétropie. Presbytie.

L'image ne se forme pas sur la rétine mais tend à se former en arrière; l'œil est trop court, manque de développement. Un œil trop court de 1 millimètre est déjà atteint de trois dioptries d'hypermétropie. Mais cet état est souvent dû à ce que la lentille cristallinienne n'est pas assez convergente, il est trop plat, comme cela se produit dans la presbytie. Les lunettes sont alors indiquées pour pallier au mal mais ne constituent pas un traitement.

Myopie

L'œil trop long donne une image en avant de la rétine, ou, contrairement au cas précédent le cristallin, est trop convergent. Le fond de l'œil s'accompagne d'un état inflammatoire avec changement de constitution du corps vitré trop liquide, prédisposant au décollement de la rétine (cécité souvent complète et incurable).

Astigmatisme

C'est dans le méridien vertical ou horizontal seulement qu'on note l'hypermétropie ou la myopie. Quelquefois hypermétropie dans un sens et myopie dans l'autre (astigmatisme mixte).

Je dois dire que la physique nous a dotés ces dernières années d'appareils qui sont de véritables merveilles pour déceler dans un œil la moindre tare relative aux affections précédentes. Les lunettes déjà connues depuis le xiiie siècle par le franciscain Roger Bacon permettaient d'améliorer la vision. Mais nos méthodes dues aux courants continus, à la cataphorèse, au massage vibratoire, au radium, à la lumière colorée et dont je parlerai plus loin nous donnent depuis peu de temps de très bons résultats.

Affections inflammatoires

Nous voici arrivé aux lignes qui intéressent directement le malade. Ce sont d'ailleurs les affections courantes des yeux, depuis celles des paupières jusqu'à celles des membranes profondes de l'œil. Que l'on observe en effet les paupières ou qu'on examine attentivement la rétine, c'est toujours à une inflammation que le malade doit son indisposition. Il n'y a donc rien d'étonnant à ce que l'on n'ait cherché un traitement s'appliquant à la même cause sous des effets différents.

Sans entrer dans la description de toutes les maladies des yeux, il est facile de donner un aperçu sur chaque état, et permettant de ne pas le confondre avec un autre.

Blépharites. Conjonctivites

Souvent sous la dépendance d'un état général (anémie, lymphatisme, arthritisme), dont elles ne sont qu'une conséquence. De tout temps les topiques astringents ont fait les frais de la médication, depuis le baume du Pérou jusqu'aux sels de zinc.

Ce traitement cataphorique que nous décrirons plus loin avec son double effet par le courant électrique et le transport des médicaments donne les meilleurs résultats en relevant la tonicité des paupières et des conjonctives.

Maladies de la cornée. Taies

Cette affection qui fait le désespoir des malades affectés de taches blanches et supprimant parfois totalement la vue, se trouve au mieux des applications cataphoriques à l'aide desquelles la tache ramollie finit par se résorber. Nous sommes loin du temps où le suc de chélidoine (grande éclaire) était le seul moyen proposé à cause de ses propriétés caustiques. Le traitement que nous employons est supérieur au traitement chirurgical qui a toujours échoué.

Iritis

Affection toujours due à une infection de cause générale. C'est dans cette maladie ainsi que dans la cataracte que nos premières tentatives eurent lieu il y a dix ans. Tandis que l'atropine est le seul remède connu comme empêchant l'occlusion papillaire qui aboutit à une quasi-cécité après d'atroces douleurs, nous avons essayé, nous basant sur les expériences de Destot de Lyon, de traiter ces cas désespérés d'occlusion de la papille et pour lesquels le traitement chirurgical par l'iridectomie ne donne pas toujours de brillants résultats.

C'est surtout dans les cas de vieilles iritis avec synéchies considérées comme incurables que le traitement cataphorique a un merveilleux effet en modérant l'irritabilité de l'iris, en augmentant la vision, en diminuant ou en faisant disparaître les synéchies et les exsudats.

Cataractes

Ici, le traitement cataphorique brille dans toute son ampleur, pour certains cas au moins. De tout temps, la guérison de la cataracte a été vivement étudiée, les moyens chirurgicaux ayant, à juste titre, épouvanté nos ancêtres; et de nos jours encore, malgré l'antisepsie et les procédés d'extraction sans douleur, combien de malades devons-nous laisser dans la cécité sous peine de voir se déclarer les pires

complications lorsque l'état général nous interdit d'opérer
(cachexie, albuminurie, diabète). Il y a longtemps que l'huile
phosphorée et les composés iodés furent indiqués, mais sans
résultats ; puis, ce fut la cinéraire maritime qui devait con-
tenir le principe devant rendre sa transparence au cristallin·
Aujourd'hui nous pouvons affirmer que le traitement cataphorique appliqué dans les conditions voulues peut rendre
la vue sans opération.

Pathogénie de la cataracte

Depuis très peu de temps en effet, des notions nouvelles
se sont fait jour au sujet de la formation de la cataracte.
Tandis que, jusqu'à ces dernières années, on la considérait
comme résultant d'un phénomène purement scléreux, dur-
cissement analogue à celui qui se produit dans nos organes
atteints par l'âge, aujourd'hui on a montré que la cataracte
est à son début un phénomène d'hydratation, de gonflement,
et dont le trouble de la lentille serait le résultat final. La
conclusion thérapeutique fut d'essayer de faire absorber au
cristallin des sels avides d'eau. Si on ajoute que les médicaments indiqués pour les scléroses en général sont appli-
cables au cristallin opacifié, on a en mains un traitement
médical basé sur des données très positives. En associant
les produits donnant un tel résultat aux effets des courants
continus on conçoit que le traitement médical de la cataracte
soit des plus scientifiques. A dire vrai, de toutes les opéra-
tions pratiquées sur l'appareil de la vision, l'opération de la
cataracte est celle dans la   elle l'habileté de l'oculiste peut
se donner le plus libre cours. Mais que peuvent les qualités
d'un opérateur devant un cas impossible à traiter par la
chirurgie et où la méthode purement médicale donne des
résultats surprenants en empêchant la cataracte de se former, ou en évitant au malade une opération toujours entou-

rée de doutes sur les résultats alors que le traitement cataphorique ne présente aucun danger et peut toujours être tenté.

Affections du corps vitré
de la rétine et du nerf optique

Ce sont surtout ces maladies qui se montrent comme conséquences d'un état général. La cause première devra donc ne pas être oubliée dans le traitement. Les courants continus agissent en modifiant les conditions de nutrition de l'organe de la vue, par excès d'activité circulatoire. L'électricité, dit Ziemsen, possède, outre son action excitante sur les tissus, une action contre-inflammatoire qui produit la résorption. Elle possède également des propriétés calmantes, antispasmodiques et antinévralgiques. Les exsudats produisant les troubles intérieurs qu'aucune opération chirurgicale ne peut atteindre sont baignés dans un milieu essentiellement favorable à l'électrolyse et à la cataphorèse qui s'exerce sur le passage du courant. Nous sommes donc en possession d'un très bon moyen pour transporter dans l'œil les médicaments qui ne peuvent y arriver par aucune autre voie. Le décollement de la rétine lui-même a trouvé dans certains cas un excellent moyen d'amélioration ou tout au moins d'arrêt dans son évolution par l'usage de la cataphorèse.

Électrothérapie

Pline le Naturaliste nous dit qu'on emploie la pierre d'aimant pulvérisée pour les maladies des yeux. Mesmer a guéri par l'aimant quelques malades atteints de cécité. De nos jours, l'électricité est définitivement entrée dans la thérapeutique oculaire et nombreuses sont les formes sous lesquelles elle est utilisée. L'électricité peut être appliquée à l'œil de trois façons principales, par la machine statique, en courants induits et en courants continus. Cette troisième façon, outre qu'elle est la plus commode pour le malade, est celle qui a donné les meilleurs résultats. Dès 1826, Magendie présente à l'Académie de médecine une note sur l'heureuse application du galvanisme aux nerfs de l'œil. Ayant remarqué que le nerf optique et le globe oculaire cessent d'agir dès qu'ils sont soustraits à l'influence de la cinquième paire, Magendie pensa qu'il existe deux sortes d'amaurose : l'une qui a pour cause une affection spéciale de la rétine, l'autre qui dépend d'une maladie du nerf de la cinquième paire. Pour agir sur celui-ci Magendie enfonce deux aiguilles dans le nerf lui-même. Dans une première expérience, il traite un jeune homme atteint d'une amaurose complète ayant résisté à tous les traitements. Il enfonce une aiguille dans le nerf frontal, là où il émerge du trou sourcilier ; il pique ensuite le nerf sous-orbitaire au point où il sort de l'orbite. Ces piqûres sont peu douloureuses, le sujet accuse une sensation analogue à celle que l'on ressent quand on se heurte le coude. Magendie fait alors communiquer les deux aiguilles avec une pile de 12 éléments de 6 pouces carrés de Danielle. Après quinze jours de ce traitement, répété chaque jour en variant les points d'application des aiguilles, l'amaurose s'améliora et la pupille reprit ses dimensions normales.

Traitement cataphorique

La méthode que nous préconisons emprunte les effets à la cataphorèse qui est elle-même une conséquence des courants continus.

L'action cataphorique du courant consiste dans la propriété qu'il possède de transporter d'un pôle à l'autre, à l'intérieur d'un conducteur humide et à travers des parois poreuses des particules liquides avec les substances qu'elles contiennent en dissolution et cela, sans décomposer ces dernières. Nous faisons donc appel, d'une part, aux effets de l'électricité, d'autre part aux médicaments reconnus utiles dans telle affection. L'effet est donc multiplié.

Personnellement, les effets que j'ai obtenus depuis dix ans par la cataphorèse me permettent d'affirmer que le praticien possède une méthode de traitement scientifique entre toutes et indiscutable dans bien des cas.

D'autre part, la façon dont les médicaments sont absorbés par les tissus est une preuve des effets chimiques ; je donnerai comme exemple les sels de lithium qui, trois jours après la première application, se retrouvent dans les urines par l'analyse spectrale avec sa raie caractéristique. Le cadre de ce travail ne me permet pas de rentrer dans les détails d'application, mais les formules de médicaments me paraissent pouvoir être utilisées par le malade lui-même dans presque tous les cas. Ce traitement devant être appliqué d'une façon suivie et régulière, j'ai fait construire deux appareils qui permettent au malade de traiter son mal en grande partie lui-même.

Dans un premier appareil, appliqué surtout pour les vices de réfraction (hypermétropie, myopie, astigmatisme), je joins l'effet cataphorique au massage du globe oculaire au moyen d'une coque épousant la forme de l'œil et reliée au pôle positif d'une batterie à courant aussi régulier que possible. Cette électrode, placée sur un ressort compensateur de la pression oculaire, outre qu'elle permet de mesurer celle-ci, évite une pression brusque sur l'œil souvent douloureux. Le même massage peut être pratiqué avec un appareil vibratoire, mais beaucoup plus compliqué. Le pôle négatif est appliqué au front ou sur la nuque.

Le second appareil peut être appliqué pour tous les désordres superficiels ou profonds de l'œil. Partant de l'analogie qui existe entre les phénomènes hydrauliques et électriques, j'ai construit une sorte de bain d'œil dont la contenance est cinq fois plus grande que celle des œillères ordinaires. Elle peut être utilisée pour les lavages continus de l'œil, mais elle est surtout destinée, par la quantité de liquide que traverse le courant, à agir par les médicaments que l'électricité décompose. Au fond de l'œillère, l'électrode en platine est reliée au pôle positif d'une pile donnant un courant de 5 à 10 milliampères, le pôle négatif étant appliqué au front sous forme de large électrode en cellulose pour diminuer la résistance. Le malade baigne l'œil maintenu ouvert autant que possible pendant cinq minutes, et la sensation de piqûre est supportable avec une solution ne contenant pas plus de 10 grammes de sels par litre, c'est-à-dire se rapprochant de la teneur des liquides organiques. Le bord de l'œillère, muni d'un anneau de caoutchouc, permet une adhérence parfaite des paupières. D'autre part, afin de maintenir un degré de dissolution suffisante du liquide, et éviter son appauvrissement, je place dans le bain un tampon de cellulose imprégné des sels destinés à subir l'action électrolytique ; la conductibilité du liquide ne fait que gagner à ce moyen.

Dans le même ordre d'idées, je dois signaler le nouveau traitement des affections oculaires par la lumière colorée et le masque du Dr Precerutti. Le même auteur a déjà eu les meilleurs effets par l'usage de verres radio-actifs qu'il a le premier employés.

Puisse ce traitement à la portée des malades les mettre à l'abri de la terrible infirmité qui excite tant de pitoyable commisération et que peintres et sculpteurs ont si bien exprimée de tous les temps ! Les aveugles étaient d'ailleurs plus nombreux dans l'antiquité qu'aujourd'hui, grâce aux progrès de l'oculistique. Ils se sont toujours distingués par leur intelligence et leur sens musical si développé. Le professeur Dufour de Lausanne, préoccupé des professions

accessibles aux aveugle-nés, affirme qu'ils pourraient être
embarqués à bord des transatlantiques comme pilotes, car,
par temps de brouillard, ils sont seuls capables de percevoir
le bruit d'un navire en marche à grande distance. Ainsi,
ils pourraient éviter des catastrophes comme celle où sombra la *Bourgogne*.

Parmi les aveugles, il y a d'ailleurs lieu de faire une classification. Les uns, atteints de paralysie du nerf optique,
marchent la tête relevée et recherchent la lumière. Les
autres, atteints de troubles du corps vitré ou de cataracte,
ont la notion du jour qui les incommode parfois et marchent la tête basse. Tous peuvent bénéficier de la méthode
Braille, inventeur de l'écriture en relief.

MAYENNE, IMPRIMERIE CHARLES COLIN

9 782013 603928